Garazi Urteaga Ceberio
Erika Agorreta
Rebeca Fernandez

Terapia Ocupacional em Neurorreabilitação

Garazi Urteaga Ceberio
Erika Agorreta
Rebeca Fernandez

Terapia Ocupacional em Neurorreabilitação

Abordagens terapêuticas na perspetiva da Terapia Ocupacional

ScienciaScripts

Imprint
Any brand names and product names mentioned in this book are subject to trademark, brand or patent protection and are trademarks or registered trademarks of their respective holders. The use of brand names, product names, common names, trade names, product descriptions etc. even without a particular marking in this work is in no way to be construed to mean that such names may be regarded as unrestricted in respect of trademark and brand protection legislation and could thus be used by anyone.

Cover image: www.ingimage.com

This book is a translation from the original published under ISBN 978-620-2-14132-1.

Publisher:
Sciencia Scripts
is a trademark of
Dodo Books Indian Ocean Ltd. and OmniScriptum S.R.L publishing group

120 High Road, East Finchley, London, N2 9ED, United Kingdom
Str. Armeneasca 28/1, office 1, Chisinau MD-2012, Republic of Moldova, Europe
Printed at: see last page
ISBN: 978-620-6-87583-3

Resumo do conteúdo

O objetivo é destacar as evidências existentes sobre a terapia ocupacional para pessoas com doenças neurológicas e/ou disfunções físicas, a fim de verificar se o tratamento da terapia ocupacional é rentável e eficiente no sistema de saúde. Pretende-se também explicar o perfil da terapia ocupacional neste domínio, as intervenções e os programas.

A metodologia utilizada consistiu numa pesquisa de literatura nas principais bases de dados bibliográficas (PubMed, OTseeker, Scopus, Web of Knowledge), com ênfase nas revisões.

Os resultados permitem concluir que o papel do terapeuta ocupacional no seio da equipa interdisciplinar é eficiente e eficaz para o sistema de saúde e económico da Comunidade Autónoma, uma vez que permite reduzir a dependência a longo prazo desta população graças a um tratamento de reabilitação de qualidade.

A conclusão é que existem necessidades identificadas no inquérito de 2008 sobre deficiências, incapacidades e situações de dependência, e tendo sido demonstrada a eficácia dos terapeutas ocupacionais, compreendemos a necessidade de uma intervenção interdisciplinar.

Além disso, a lei confere às pessoas o direito a cuidados abrangentes por parte de profissionais de diferentes áreas, pelo que não seria legítimo privar as pessoas afectadas por estas doenças do serviço público de O.T..

Palavras chave: terapia ocupacional, custos, benefícios, equipa interdisciplinar, neuroreabilitação,

Palavras-chave: terapia ocupacional, custo, eficácia, equipa interdisciplinar, neurorreabilitação,

DeCS: equipa interdisciplinar, neuroreabilitação, terapia ocupacional, benefícios financeiros

MEsH: equipa interdisciplinar, neuroreabilitação, terapia ocupacional, custos, benefícios

Resumo

O objetivo deste artigo é demonstrar que a terapia ocupacional é eficaz para os pacientes que sofrem de perturbações neurológicas e físicas funcionais, e que é relativamente pouco dispendiosa para o sistema de saúde. Além disso, este estudo explica as competências exigidas aos terapeutas ocupacionais neste domínio e os tratamentos ou actividades a implementar.

Metodologia: a pesquisa foi efectuada numa base ad hoc nas principais bases de dados mundiais (PubMed, OTseeker, Scopus ou Web of Knowledge), com ênfase nas revisões.

Este resultado mostra que os terapeutas ocupacionais desempenham um papel eficaz como parte de uma equipa multidisciplinar. Além disso, a intervenção dos terapeutas ocupacionais é eficaz para o sistema de saúde e económico de Navarra, uma vez que estas intervenções reduzem a duração da dependência graças aos tratamentos de reabilitação.

Conclusão: Atualmente, existem necessidades que foram evidenciadas pelo levantamento das incapacidades, défices e situações de dependência realizado em 2008. Este levantamento demonstrou a eficácia dos terapeutas ocupacionais e a importância da intervenção interdisciplinar.

Além disso, a legislação garante o direito a cuidados completos por parte de profissionais de todas as áreas. Por conseguinte, é inaceitável que o serviço de terapia ocupacional não funcione no âmbito do sistema público de saúde.

1. Introdução

As doenças neurológicas constituem um grave problema socioeconómico de importância excecional nos países industrializados. Além disso, devido ao seu impacto nas capacidades físicas e mentais das pessoas afectadas, as doenças do sistema nervoso têm uma importância social considerável, uma vez que influenciam o ambiente familiar, social e profissional das pessoas afectadas ([1]).
Do mesmo modo, certos traumas e/ou doenças afectam o indivíduo como um todo e conduzem a deficiências físicas.

Estima-se que, nos próximos quinze anos, o impacto destes dois fenómenos aumentará, dado o envelhecimento da população, as alterações do estilo de vida (acidentes rodoviários, consumo de drogas) e o consequente aumento das doenças relacionadas com a idade, como a demência, os acidentes vasculares cerebrais, a doença de Parkinson e a osteoartrite.

As doenças neurológicas são definidas como todas as doenças que são consideradas doenças do sistema nervoso no Capítulo 6 da Classificação Internacional de Doenças (CID 10)(2). Este capítulo abrange todas as doenças de origem neurológica, que, por sua vez, estão divididas em diferentes grupos. As doenças que provocam disfunções físicas e são elegíveis para tratamento de reabilitação incluem as doenças do sistema músculo-esquelético e do tecido conjuntivo, as amputações, os traumatismos e as queimaduras graves.

A CIF ([3]) é uma classificação que agrupa sistematicamente os diferentes domínios de uma pessoa num determinado estado de saúde (ou seja, o que uma pessoa com uma perturbação ou doença faz ou pode fazer). Consideramos o conceito de capacidade funcional como uma noção global que se aplica a todas as funções corporais, actividades e participação. Do mesmo modo, o conceito de deficiência engloba as incapacidades, as limitações de atividade ou as restrições de participação. Dentro desta classificação, existem também factores ambientais que interagem com todos os conceitos acima referidos. Consequentemente, a CIF permite aos seus utilizadores estabelecer um perfil muito útil do funcionamento, da incapacidade e da saúde de um indivíduo em diferentes áreas ( ).[3]

No que diz respeito à nossa profissão, a nossa visão é complementada por esta classificação, porque o nosso objetivo é conhecer as limitações e as capacidades das pessoas para podermos trabalhar sobre elas. Acreditamos que trabalhar com esta classificação é a base da nossa prática profissional, para que as pessoas tenham uma participação menos limitada e menos restrições de atividade.

Como já foi referido, os estados de saúde (doenças, perturbações, lesões) são principalmente classificados na CID-10 ([2]), que fornece um quadro concetual baseado na etiologia. A funcionalidade e a incapacidade relacionadas com os estados de saúde são classificadas na CIF ([3]). São, por conseguinte, complementares, e os utilizadores são encorajados a utilizar estes dois elementos em conjunto. De facto, a informação sobre os diagnósticos combinada com a informação sobre a funcionalidade dá uma imagem mais completa e relevante do estado de saúde dos indivíduos ou grupos populacionais, que pode ser utilizada nos processos de tomada de decisão.

O quadro seguinte apresenta as doenças e/ou perturbações funcionais que fazem parte desta área específica de atividade do terapeuta ocupacional. Consideramos importante descrevê-las brevemente, dado o impacto que têm na funcionalidade, participação e atividade da pessoa, e tendo em conta os dados epidemiológicos actuais em Espanha (quadro 1).

Tabela 1: Dados epidemiológicos sobre patologias neurológicas (Adaptado, Neurorreabilitação: métodos específicos de avaliação e tratamento. Cano de la Cuerda, Collado Vazquez, 2012)

Patologia	Definição	Epidemiologia

neurológico

Doenças cerebrovasculares	São causadas por uma perturbação da circulação cerebral que afecta temporária ou permanentemente o funcionamento de uma ou mais partes do cérebro.	Em Espanha: 150 casos por 100.000 habitantes por ano (excluindo os ataques isquémicos transitórios) e uma prevalência de 4.000 a 8.000 por 100.000 habitantes. (Hirz D, Thurman D, Gwinn-Hardy K, et al. 2007) ( )[4] ________DCAinfant: 250 crianças/100 000 por ano, de acordo com dados da Associação Espanhola de Lesão Cerebral.
Esclerose тй/tip/e	A etiologia e a patogénese desta doença são desconhecidas. Autoimune. O seu alvo é a mielina do sistema nervoso central, que é danificada pela formação de placas inflamatórias ou lesões que levam à inflamação . deixa uma cicatriz (gliose) e a consequente desmielinização, levando aos sinais e sintomas da doença.	A incidência e a prevalência variam consideravelmente de um estudo para outro. Numa revisão recente : Prevalência: 100 casos por 100.000 e uma incidência de 3,7 por 100.000 habitantes em Espanha. A Península Ibérica é considerada uma região de média prevalência, onde as mulheres são mais afectadas do que os homens e os brancos.
Lesão medu/ar	A interrupção do itinerário principal que liga o cérebro ao resto do corpo e envia os comandos que regulam os seus movimentos. Esta interrupção conduz a uma paralisia da mobilidade voluntária e à ausência de	Incidência anual: 40 casos por milhão de habitantes, ou seja, 12 000 novos casos por ano.

	A doença pode afetar toda a sensibilidade abaixo da área afetada e pode também levar a outros tipos de perturbações.	Perfil: jovem adulto, com idade média de cerca de 40 anos.
Traumatismo crânio-encefálico	*Trata-se de uma* lesão craniana *adquirida,* associada a uma redução da Traumatismo consciente, amnésia, outras perturbações cranioencefálicas/neurológicas ou coneuropsicológica, fratura craniana, lesão intracraniana ou morte (De la Casa-Fages B., Vela-Desojo L. 2012) ( )[5]	Em Espanha: 80.000 a 100.000 novos casos de traumatismo craniano, dos quais cerca de 2.500 ficarão com sequelas significativas . Incidência: 100 casos por 100 .000 habitantes/ano.
Doença do Doença de Parkinson	Trata-se de uma doença degenerativa crónica, progressiva e lenta do sistema nervoso central, que afecta uma zona conhecida como substantia nigra. Resulta na morte progressiva dos neurónios dopaminérgicos, cuja atividade é reduzida a zero. O principal neurotransmissor é a dopamina, e têm funções no sistema nervoso central.	Incidência anual: 7-19 casos por 100.000 habitantes. A prevalência aumenta com a idade, com uma prevalência de cerca de 2% em pessoas com mais de 65 anos.
Doença do Doença de Alzheimer	É a doença neurodegenerativa mais comum e a principal causa de défice cognitivo primário. Caracteriza-se por uma síndrome amnésico-apráxico-agnóstica . A evolução natural da doença é de 8 a 10 anos após o diagnóstico.	A prevalência é de cerca de 8% na população com mais de 65 anos, aumentando para 30% na população com mais de 85 anos.
Doenças do sistema músculo-esquelético e dos tecidos Conjuntivo	Trata-se de doenças que afectam os ossos, os músculos e os tecidos conjuntivos, como a artrite, a osteoartrite e outras doenças reumáticas.	Artrite reumatoide: a prevalência da artrite reumatoide em Espanha foi estudada por 4 grupos, com resultados que variam entre 0,3% e 1,6% (Ballina Garcia FJ, Hernandez Mejia R, et al. 1994) ([6]), (Paulino J, Pinedo A, Wong C, Crespo D 1982) ([7]), (Ibanez Bosch R, Garciarena Ezquerra LJ et al. 1998) (8), (Martinez Sanchez FG, Gonzalez Dominguez J et al. 2000)

( ).[9]
Osteoartrite: em Espanha, a prevalência da osteoartrite está estimada em 43%, com uma clara diferença entre os sexos: 29,4% nos homens e 52,3% nas mulheres (Martin P, Paredes B, Fernandez C et al. 1992) ( ).[10]

Queimaduras graves

Esta é a lesão causada pelo efeito da

Incidência de

em Espanha, a necrose celular e tecidular é desconhecida; estima-se que

3 em cada 1.000

pessoas afectadas por queimaduras térmicas morrerão

habitantes sofrem queimaduras que requerem tratamento médico todos os anos. A maior parte delas é tratada nos cuidados primários e entre 15% e 20% requerem hospitalização (Balta Dominguez, L., Valls Colome, M.M. 2011) ( ).[11]

Amputações

Trata-se da perda de uma parte do corpo, geralmente um dedo da mão ou do pé, um braço ou uma perna, que provém de estudos efectuados em determinadas províncias e de acidentes ou lesões específicos. Os dados disponíveis provêm de estudos efectuados em determinadas províncias e de acidentes ou lesões (Medline Plus. Patologias específicas Informações de saúde para si.
2011) ([12]).membro inferior para

Diabetes...)

Malformações s inato

Trata-se de alterações anatómicas que aparecem em Espanha: 3 a 4 crianças aparecem na fase intra-uterina e, em cada cem crianças, podem aparecer alterações orgânicas, defeitos congénitos dos membros ou dos órgãos, resultantes de factores ambientais, para além dos que aparecem à nascença.

as deficiências genéticas, as deficiências de outros, incluindo os defeitos de absorção dos nutrientes ou as manifestações congénitas, manifestam-se pelo consumo de substâncias nocivas nos primeiros anos de vida.

vida, a frequência de crianças

2. Metodologia

É efectuada uma pesquisa bibliográfica em várias bases de dados com o objetivo de evidenciar as necessidades de terapia ocupacional dos utentes que sofrem de patologia neurológica e/ou disfunção física. Tentaremos mostrar como a intervenção do terapeuta ocupacional e a visão da equipa multidisciplinar conduzem a uma redução de custos em relação aos benefícios que representam nos sistemas de saúde de outros países.

O quadro seguinte resume as principais provas encontradas:

Quadro 2: Evidências sobre a relação custo-eficácia da terapia ocupacional.

Jornal de Medicina de Reabilitação, 2010 ( )[15]	
Ensaio clínico aleatório controlado por grupos de uma intervenção de terapia ocupacional para residentes de AVC que vivem em lares do Reino Unido (OTCH): Protocolo do estudo Cath M Sackley1 BMC Neurologia, 2012 (16)	O trabalho dos terapeutas ocupacionais nos lares de pessoas com lesões cerebrais no Reino Unido está bem documentado.
Provas económicas para a gestão integrada de doentes com AVC; uma revisão sistemática. Jornal Internacional do Automóvel Integrado, 2012 ( )[17]	Seis estudos mostram que a reabilitação multidisciplinar precoce reduz os custos mais do que o tratamento tradicional a longo prazo.
Tempo de terapia perdido durante a reabilitação de lesões da medula espinal em regime de internamento Flora M. Hammond, MD,a,b Jesse Lieberman Arquivos de Medicina Física e Reabilitação, 2012 (18).	Duas horas e meia de tratamento por semana reduzem finalmente os custos para este tipo de utilizador.
REABILITAÇÃO DO TRAUMATISMO CRÂNIO-ENCEFÁLICO ADQUIRIDO NA BISCAIA: ANÁLISE DA SITUAÇÃO ACTUAL E REFLEXÃO SOBRE UM MODELO DE CUIDADOS DE QUALIDADE Estudo do Hospital de Gorliz e Santa Marina, 2006.	Existem provas claras de que as pessoas libertadas de acordo com os critérios acima referidos, quando são capazes de efetuar transferências de forma independente, obtêm resultados comparáveis aos das pessoas colocadas por períodos mais longos.
Reabilitação de pacientes com traumatismo craniano: um consenso multidisciplinar. Plano diretor sócio-sanitário de	A reabilitação das lesões cerebrais secundárias é tanto mais eficaz quanto mais cedo for efectuada, se as condições de vida do doente o permitirem, e menos dispendiosa se for mantida ao mesmo tempo.

Departamento de Saúde da Generalitat de Catalunya. 2010 Análises potenciais para a investigação sobre o treino de actividades da vida diária orientado para a terapia ocupacional em doentes com AVC.

medidas de reabilitação tão longas e intensivas quanto os resultados o justifiquem. A intervenção da equipa multidisciplinar deve basear-se numa coordenação e comunicação constantes, bem como numa abordagem e planeamento personalizados.

Uma análise do papel dos terapeutas ocupacionais na intervenção em lesões cerebrais e a importância do seu papel na Alemanha.

Muller C[1] , Glassel A[2] , Marotzki U3, Voigt-Radloff S

Revisão das provas e da qualidade em saúde pública, 2014 ( )[19]

Uma revisão sistemática da eficácia do Strokeself.
Programas de gestão para melhorar o funcionamento e os resultados da participação
Programas de gestão para sobreviventes de AVC.

2015 Uma análise de como os programas de intervenção para tarefas de autocuidado oferecidos por terapeutas ocupacionais melhoram os resultados em programas de reabilitação.

Warner G1, Packer T, Villeneuve M, Audulv A, Versnel J.

Revista sobre a adaptação das pessoas com deficiência, 2015 ( )[20]

Terapia ocupacional para pacientes com problemas nas actividades pessoais da vida diária após acidente vascular cerebral: uma revisão sistemática de estudos randomizados. ( )[21]

Os terapeutas ocupacionais envolvidos nas actividades da vida diária após uma lesão cerebral melhoram o desempenho nessas actividades e ajudam as pessoas a serem mais independentes após uma lesão cerebral, reduzindo os custos de gestão.

Legg L1, Drummond A, Leonardi- Bee J, Gladman JR, Corr S, Donkervoort M, Edmans J, Gilbertson L, Jongbloed L, Logan P, Sackley C, Walker M, Langhorne P.

The BMJ, 2007 ( )[22]	
Previsão da recuperação dos membros superiores durante a fase aguda da doença cerebrovascular. Sone T1, Nakaya N, Iokawa K, Hasegawa K, Tsukada T, Kaneda M, Hamaguchi T. Nihon eiseigaku zasshi. Japonês Revue d'hygiène, 2015 ([2] 3)	Métodos de avaliação específicos para terapeutas ocupacionais, utilizando a bateria de avaliação cognitiva (LOTCA) ou o teste de função motora WOLF, podem prever a recuperação do membro superior durante a fase aguda do AVC.
Efeitos de um tratamento de reabilitação em três fases para a doença cerebrovascular aguda: um estudo prospetivo, ensaio multicêntrico, aleatório e controlado Zhang T1 , Li LL, Bi S, Mei YW, Xie RM, Luo ZM, Wang DS, Wang WZ, Wang NH, Jia JP, Tan L, Ding XS, Cui LY, Wang DX, Hu XQ, Niu Z. Zhonghua Yi Xue Za Zhi , 2004( )[24]	O tratamento trifásico do AVC é altamente eficaz na recuperação da mobilidade, da funcionalidade nas actividades da vida diária e da qualidade de vida após os efeitos secundários destas patologias.
Panorama sistemático das intervenções de terapia ocupacional para pessoas com esclerose múltipla: Parte 1. Atividade e participação. Yu CH1, Mathiowetz V2. Jornal Americano de Terapia Ocupacional, 2015 ( )[25]	Provas sólidas a favor do tratamento multidisciplinar da esclerose múltipla para melhorar a funcionalidade e a participação das pessoas com esclerose múltipla.
Próteses de treino: membros superiores. Johnson SS1, Mansfield E.	A prótese deve ser treinada para as actividades da vida diária por um terapeuta ocupacional qualificado.

Reabilitação de amputados e cuidados pré-protéticos.

Os terapeutas ocupacionais podem ajudar a prescrever a prótese adequada, a melhorar a funcionalidade nas actividades da vida diária e a ensinar como utilizar a prótese nas actividades da vida diária.

Klarich J, Brueckner I.

Clínicas de medicina física e reabilitação da América do Norte, 2014 ([2] 7).

A necessidade de EO no tratamento de lesões da espinal medula.

Relação entre as medidas de terapia ocupacional na reabilitação de pacientes internados e os pacientes características dos resultados após uma lesão da espinal medula: o projeto SCIRehab.

Ozelie R1, Gassaway J, Buchman E, Thimmaiah D, Heisler L, Cantoni K, Foy T, Hsieh CH, Smout RJ, Kreider SE, Whiteneck G.

Jornal de medicina da espinal medula, 2012

([2] 8)

O tratamento TO para lesões incompletas da espinal medula melhora as capacidades motoras finas, a sensibilidade e a funcionalidade.

Novas perspectivas para melhorar a função do membro superior após lesão da medula espinal.

Beekhuizen KS1.

Jornal de física neurológica

Terapia, 2004( )[29]

Fisioterapia, ortóteses e terapia ocupacional para doenças reumatológicas médicas e cirúrgicas da mão.

O papel do TO é importante durante todo o período de reabilitação, quer no início da reabilitação, quer no regresso a casa, no caso de doença reumática da mão.

Dumitrache A1, Sanchez K, Esnouf S, Roren A, Vidal J, Rannou F, Poiraudeau S, Lefevre-Colau MM La presse médicale, 2013( )[30]

Terapia ocupacional para artrite reumatoide. Steultjens EM1, Dekker J, Bouter LM, van Schaardenburg D, van Kuyk MA, van den Ende CH.	Existem provas claras de que a terapia ocupacional desempenha um papel importante na reabilitação da artrite reumatoide.
Recensões, 2004( )[31] A eficácia da terapia ocupacional no restabelecimento da função da mão em doentes com artrite reumatoide. Rapoliene J, Krisciunas A. Medicina (Kaunas, Lituânia),	Eficácia da terapia ocupacional na melhoria da função da mão nas actividades da vida diária.
2006( )[32] A importância do tratamento de reabilitação multifatorial na esclerose lateral amiotrófica. Gomez Fernandez L, Calzada Sierra DJ. Revista de neurologia, 2001 ( )[16]	Embora não exista um tratamento curativo para as pessoas com esclerose lateral amiotrófica (ELA), o tratamento multifatorial (terapia ocupacional, formação profissional, etc.) pode ajudar, terapia da fala, fisioterapia), é muito benéfica para as expectativas destes doentes. A intervenção do TO facilita a realização das AVDs com o mínimo de energia possível.
O papel da fisioterapia e da terapia ocupacional no tratamento da esclerose lateral amiotrófica. Lewis M1, Rushanan S. Neuroreabilitação, 2007 ( )[33]	Este artigo conclui que a terapia ocupacional e a fisioterapia são benéficas para as pessoas com ELA.

3. Resultados

Após a realização de uma pesquisa bibliográfica em várias bases de dados e da sua análise, demonstrámos que o papel do terapeuta ocupacional no seio da equipa multidisciplinar é eficaz na intervenção das patologias que mencionámos. Além disso, demonstrámos o benefício económico da redução da dependência desta população nos quinze anos seguintes graças a bons cuidados de reabilitação.

É benéfico tanto para o utente como para os sistemas de saúde e económico da Comunidade Autónoma, uma vez que o grau de dependência da pessoa diminui claramente, a sua qualidade de vida aumenta e, consequentemente, não necessita de outros serviços ou tratamentos cujo custo é atualmente mais elevado. Independentemente do tratamento ou internamento que estas pessoas recebam, se a doença desaparecer e as sequelas não forem tratadas da melhor forma possível, poderão ter um maior grau de dependência ou incapacidade e, consequentemente, as prestações a que têm direito poderão ser maiores.

Tal como indicado pela Organização Mundial de Saúde (OMS) no seu relatório "*Neurological disorders: challenges for public health*" ([33]), cerca de mil milhões de pessoas em todo o mundo sofrem de perturbações neurológicas. Destes, 50 milhões sofrem de epilepsia e outros 24 milhões de doença de Alzheimer e outras formas de demência. As doenças neurológicas afectam pessoas em todos os países, independentemente do sexo, da educação ou do rendimento.

Calcula-se que 6,8 milhões de pessoas morram em todo o mundo devido a perturbações neurológicas. Na Europa, o custo das doenças neurológicas foi estimado em 139 mil milhões de euros em 2004.

Estes números são suficientemente notáveis para merecerem alguma reflexão, considerando que não têm em conta as doenças músculo-esqueléticas, as queimaduras e as amputações.

Em Navarra, as deficiências físicas predominam sobre as outras deficiências, representando 47,02% do total da população com deficiência. Os restantes 52,98% estão divididos entre deficiências sensoriais (15,04%), deficiências mentais (20,05%) e doenças mentais (17,75%). É importante analisar estes dados por grupo etário, uma vez que as deficiências mentais afectam principalmente as crianças com menos de 18 anos e, à medida que envelhecem, a importância deste tipo de deficiência diminui e as deficiências neurológicas aumentam. Este facto deve-se à frequência de acidentes e ao aparecimento e consequências de doenças adquiridas.

O inquérito de 2008 sobre deficiência, incapacidade e dependência fornece informações sobre os problemas, as incapacidades e as necessidades das pessoas com deficiência.

23,8% das pessoas com deficiência não receberam qualquer ajuda e 35,8% receberam assistência pessoal ou ajuda e ajudas técnicas. A maior concentração destes dois tipos de ajuda registou-se entre os idosos (57,5%) e 19,9% afirmaram não ter pedido nem recebido qualquer ajuda, apesar de considerarem que precisavam dela. Embora 57,8% das pessoas que recebem ajudas técnicas estejam satisfeitas com elas, esta percentagem desce para 44,3% no grupo etário 6-64 anos e sobe para 70,1% no grupo etário 80+.
Muitas pessoas com perturbações físicas, ou os seus cuidadores ou famílias, têm dificuldade em obter cuidados adequados. A OMS considera que os cuidados neurológicos devem ser integrados nos cuidados de saúde primários. Para muitas pessoas, os cuidados de saúde primários são a única forma de aceder a cuidados médicos. Nestes contextos, os médicos podem utilizar intervenções de baixa tecnologia, incluindo a reabilitação baseada na comunidade (33).

Tendo em conta todos os dados acima referidos, podemos insistir na necessidade de oferecer às pessoas com deficiência mais soluções, mais recursos e mais opções para melhorar a sua independência. Com efeito, está provado que esta é a população mais afetada, mais deficiente na realização das actividades da vida quotidiana e que tem uma maior necessidade de compensar as suas deficiências por outros meios, a fim de ser mais independente ou autónoma.

Há toda uma equipa de profissionais que trabalha para reduzir os défices que podem causar doenças físicas numa pessoa. Mas a pessoa que tem como objetivo melhorar e/ou manter o desempenho das actividades da vida diária é o terapeuta ocupacional.

O objetivo deste documento é mostrar a importância da terapia ocupacional para as pessoas que sofrem de patologias neurológicas ou disfunções físicas, a fim de exigir a participação ativa nos tratamentos de reabilitação da carteira de saúde e serviços sociais da Comunidade Autónoma de Navarra. Todas as pessoas têm direito, de acordo com a lei (34 e 35) (Ley Foral de Salud 17/2010 e Ley Foral 10/1990), a serem atendidas por profissionais formados e preparados nas diferentes áreas de tratamento, e acreditamos que estamos a privar todos os utentes que sofrem atualmente deste tipo de doença dos benefícios terapêuticos que a nossa profissão pode oferecer.
O objetivo deste documento é sensibilizar a profissão de terapeuta ocupacional neste domínio, para que possa ser tida em conta na elaboração e aplicação do plano de saúde. Como grupo, oferecemos a nossa colaboração em tudo o que for necessário.

Os estudos demonstram a importância da terapia ocupacional, à qual nos referimos na segunda secção do artigo.

4. Discussão

4.1 Definição de Terapia Ocupacional Crepeau E, Cohn E, Schell B. Willard e Spackman Terapia Ocupacional. 11ed. Medica Panamericana; 2011

Existem muitas definições para esta disciplina:

- A utilização terapêutica das actividades da vida diária, das actividades produtivas e recreativas em pessoas com défices ou limitações (devido a traumatismos físicos, traumatismos ou doenças psiquiátricas, disfunções psicossociais, dificuldades de desenvolvimento ou de aprendizagem, pobreza, diferenças culturais ou processo de envelhecimento) para maximizar a independência, prevenir a incapacidade, promover o desenvolvimento e manter a saúde. Inclui a adaptação de tarefas e/ou a intervenção no ambiente para obter o máximo de independência e melhorar a qualidade de vida (com base na definição da AMERICAN ASSOCIATION OF OCCUPATIONAL THERAPY, 1986).

- Disciplina social e de saúde que, através de uma atividade significativa e de uma adaptação do ambiente, analisada e escolhida previamente com base numa avaliação das capacidades, incapacidades, necessidades e interesses do utilizador, visa manter a saúde, prevenir a doença, melhorar a qualidade de vida e aumentar a autonomia e a integração das pessoas que sofrem ou correm o risco de sofrer uma deficiência (física, cognitiva, psiquiátrica, social ou sensorial), melhorar a qualidade de vida e aumentar a autonomia e a integração das pessoas afectadas ou em risco de serem afectadas por uma deficiência (física, cognitiva, psiquiátrica, social ou sensorial), procurando melhorar ou substituir as funções diminuídas ou perdidas (COLEGIO DE TERAPEUTAS OCUPACIONALES DE ARAGON).

4.2 Equipa interdisciplinar

Consideramos que é fundamental que a equipa de reabilitação seja uma equipa interdisciplinar. Na literatura especializada, há muitas provas que demonstram que esta é a melhor forma de trabalhar neste domínio. Por exemplo, a Secção de Medicina Física e Reabilitação da União Europeia de Médicos Especialistas (UEMS) concluiu, numa reunião, que este tipo de modelo é o modelo preferido de trabalho em equipa ([36]).

Por equipa interdisciplinar, entendemos um grupo composto por profissionais de diferentes disciplinas que partilham um espaço formal no qual são apresentadas informações e tomadas decisões com vista a um ou mais objectivos comuns. As avaliações podem ser realizadas separadamente, mas o planeamento do tratamento, a definição de objectivos e a tomada de decisões são feitos em conjunto. O resultado é um plano integrado que maximiza as contribuições de cada disciplina e aumenta o potencial de resultados positivos para o cliente na consecução dos objectivos acordados ([37]). A abordagem envolve a participação de profissionais e trabalhadores de apoio, do cliente e da sua família, bem como o planeamento individual, a implementação e a avaliação do programa.

O modelo interdisciplinar pode demorar mais tempo, mas acaba por conduzir a menos erros, a resultados mais satisfatórios, a custos de saúde globais mais baixos e a uma maior satisfação do pessoal.

- Entre as evidências encontradas, há um consenso sobre os membros centrais das equipas: médicos de medicina física e reabilitação, enfermeiros, fisioterapeutas, terapeutas ocupacionais, terapeutas da fala, neuropsicólogos, assistentes sociais e ortoprotésicos.

4.3 Intervenção da terapia ocupacional

A terapia ocupacional, concebida como uma prática profissional centrada no ser humano, requer conhecimentos em vários domínios relacionados com a compreensão das relações sociais e das funções psicológicas, emocionais, cognitivas, físicas e sensoriais das pessoas que serve. É, portanto, constituída por um corpo de conhecimentos próprio e por disciplinas ligadas ao domínio da saúde (sociologia, medicina, psicologia, antropologia, filosofia). É necessário ter em conta a diferença entre trabalhar com crianças e adultos.

A definição dos modelos de aplicação mais utilizados ou recomendados para a população com deficiência física não é uma tarefa fácil, tendo em conta os vários aspectos que influenciam esta prática profissional (aspectos socioeconómicos), as preferências pessoais do terapeuta ocupacional (crenças, formação), as condições estruturais e organizacionais do local onde se desenvolve a prática profissional (hospital geral, lar de idosos, serviço especializado, etc.), os avanços da neurociência e a evidência para a prática profissional (based on occupational therapy evidence).), os avanços da neurociência e a base de evidências para a prática profissional (terapia ocupacional baseada em evidências)...), os avanços da neurociência e a base de evidências para a prática profissional (terapia ocupacional baseada em evidências)...), os avanços da neurociência e a base de evidências para a prática profissional (terapia ocupacional baseada em evidências). A estes aspectos acresce o amplo espetro de semiologia clínica que pode estar presente no utente, cuja predominância pode ser motora, sensorial ou cognitivo-perceptiva, e cujas consequências influenciam inevitavelmente a capacidade de reinserção social e profissional da pessoa e têm repercussões no núcleo familiar. Por isso, é muito difícil escolher um modelo ou quadro teórico em detrimento de outro. ( )[38]

- modelos :

Os modelos são "uma representação abstrata da prática profissional que expressa ideias ou teorias de forma esquemática e define a profissão e o papel do profissional com base nos valores e crenças da disciplina, combinando teoria e prática para definir acções apropriadas" (39). Nestes modelos, o ser humano é discutido e assumido como um ser holístico, e é nesta base que se funda a prática profissional da terapia ocupacional.

O quadro seguinte (Quadro 3) apresenta os diferentes modelos em que se baseiam as nossas intervenções:

Quadro 3: Modelos de trabalho em terapia ocupacional. Polonio, Romero . Terapia ocupacional na lesão cerebral adquirida . Cap. 16 A. Sanchez Cabeza .

MODELOS

PARA A CONDUTA PROFISSIONAL

- As profissões humanas (Gary Kielhofner, 2002)
- Modelo de desempenho profissional da Associação Americana de Terapia Ocupacional (AOTA) (AOTA, 1999).
- Modelo Canadiano de Desempenho Ocupacional (Associação Canadiana de Terapeutas Ocupacionais, 1997).
- O modelo de funcionamento profissional de Trombly (Trombly, 1995).
- O modelo de deficiência cognitiva de Allen (Allen 1985, 2002).
- O modelo de adaptação através do emprego de Reed e Sanderson (Reed e Sanderson, 1984).
- Modelo Kawa de Iwama (Iwama M. 2006)
- Adaptação profissional (Schultz e Schkade, 1992)
- Ecologia do desempenho humano (Dunn, Brown e McGuigan, 1994)
- ocupação pessoa-ambiente (Law Cooper, Strong, Stewart, Rigby e Letts, 1996).

Quadro de referência :

Os quadros de referência devem ser vistos como guias que facilitam e apoiam a orientação, a organização e a justificação da intervenção, mas não devem ditar a prática profissional de uma forma única e imutável.

Os quadros de referência aplicados estabelecem uma ligação entre a teoria que conhecemos no domínio científico e a prática clínica; promovem também a utilização de uma terminologia comum, facilitam e centram o interesse profissional num aspeto particular da realidade clínica a tratar; estabelecem protocolos de avaliação e de tratamento e paradigmas de intervenção de forma uniforme (38).
Quadros utilizados na terapia ocupacional (Polonio Lopez B., Noya Arnaiz B. Durante Molina P. 2002).

QUADRO DE REFERÊNCIA

COM BASE NA REABILITAÇÃO

- reeducador (Hagedorn, 1997; Trombly, 1995; Pedretti e Early
- Biomecânica (Trombly, 1995, Sabari, 2000; Pedretti e Early, 2001)

COM BASE EM TEORIAS DO NEURODESENVOLVIMENTO:

- Neurodesenvolvimento
- A estimulação sensorial e o método Rood (Rood, 1962)
- Terapia do movimento ou método Brunnstrom (Brunnstrom, 1970)
- Facilitação neuromuscular proprioceptiva (Voss, Lonta e Myers, 1985).
- Método Bobath (Bobath, 1990)
- Integração sensorial (Ayres, 1972)

COM BASE EM TEORIAS DE APRENDIZAGEM

- modelos comportamentais (Thordike, 1898; Watson, 1913; Paulov, 1927; Skinner, 1938; Wolpe e Eysenk, 1958).
- Terapia cognitiva (McMullin, 2000).
- Incapacidade cognitiva (Allen, 1999)
- Percetivo-cognitivo (Abreu e Toglia, 1987; Abreu, 1995; Neistadt, 1990)
- Neurofuncional (Giles, 1992)
- Interação dinâmica (Toglia, 1992)
- Aprendizagem motora (Poole, 1991; Sabai, 1991; Haugen e Mathiowitz, 1995; Jarus, 1994)

- abordagem de tratamento :

Dependendo da patologia a tratar, as fases podem incluir uma série de sinais e sintomas ou outros, mas teremos sempre em conta a fase em que a pessoa se encontra ao estabelecer objectivos reais.

- Fase aguda: é o período durante o qual a doença se manifesta ou reaparece. Durante esta fase, os sintomas são mais graves e intensos. É provável que o doente esteja acamado durante esta fase, pelo que temos de ter este facto em conta ao planear os nossos objectivos (prevenção de doenças cutâneas e respiratórias). Da mesma forma, é necessário avaliar o nível de consciência e o contacto do utilizador com a realidade, uma vez que este pode ser perturbado.

- Fase subaguda e restauradora: é a fase posterior, durante a qual os sintomas e sinais começam a estabilizar-se e começamos a realizar exercícios nos quais a pessoa participa ativamente. Esta é a fase de reabilitação propriamente dita e a mais importante, pois é quando o utente pode intervir ativamente para restaurar o défice e/ou a função. A duração desta fase depende da patologia em causa, pelo que não podemos generalizar as fases a todas as patologias neurológicas ou de disfunção física.

- Fase de compensação: trata-se de um tratamento após ter sido alcançada a estabilidade da imagem. A partir deste momento, a recuperação é relativa, pelo que os esforços terapêuticos já não visam restaurar o défice perdido, mas sim adaptar-se à situação funcional e ao ambiente em que o doente se encontra.

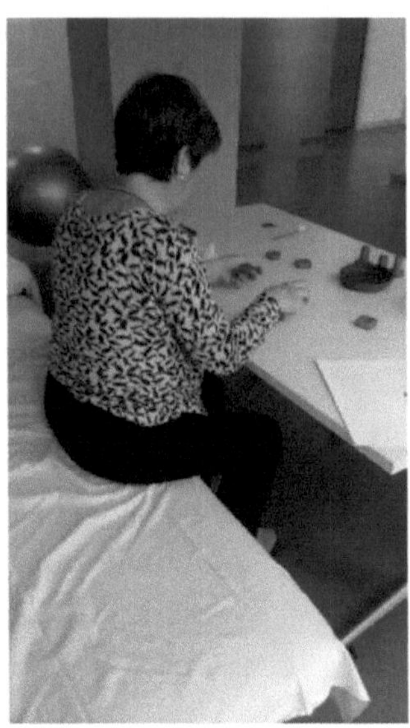

Devemos ter sempre em conta que a reabilitação tem objectivos muito claros, o que faz com que as terapias indicadas em cada fase ultrapassem por vezes a sua data teórica de aplicação e se sobreponham entre os três períodos. Não podemos esquecer que a reabilitação é sempre individual e que não há duas pessoas que evoluam da mesma forma, quer do ponto de vista funcional global, quer em termos de défices isolados.

De acordo com um critério mais prático do que a escala de tempo, podemos assim ter em conta quatro objectivos gerais que orientarão o curso do tratamento do nosso cliente sem um critério de tempo:

- Prevenção e tratamento das complicações.
- Manutenção ou restabelecimento das funções orgânicas.
- Recuperação da capacidade funcional perdida.
- Adaptação às funções residuais.

Quadro 5 - Programas de tratamento em terapia ocupacional (Adaptado. Polonio

Lopez B., Romero Ayuso M., Terapia ocupacional aplicada ao dano cerebral adquirido. Ed Panamericana; 2010( )[44]

Nome do programa	de	Técnicas, actividades, objectivos Subprogramas	em geral :
VINCULAÇÃO AJUSTAR TRATAMENTO	Y AL	Actividades que favorecem a participação do paciente no tratamento e uma relação de confiança com o terapeuta ocupacional.	Iniciar e desenvolver ligações entre os pacientes ao recurso, o terapeuta ocupacional e os programas a desenvolver.
REMOÇÃO AUTO-ESTIMA GESTÃO DA DOENÇA	/ / FR	actividades que ajudam a recuperar a autoestima perdida durante o tratamento e aumentam a motivação para continuar a lutar contra a doença.	Melhoria, aumento da motivação de doentes para os melhorar participação profissional receber um desempenho competente
Intervenção alterações sensório-motoras	so bre	Através de actividades destinadas a melhorar o controlo motor, o ambiente é modificado para favorecer a reaprendizagem. Graças a técnicas como: Bobath; Aprendizagem baseados em tarefas; exercícios terapêuticos cognitivos; técnica de relaxamento miofascial	Intervenção em Défices motores: fraqueza muscular, anomalias do tónus, problemas Coordenação, problemas de coordenação sincronização, movimentos involuntários e Doenças do sistema músculo-esquelético.

		Intervenção em Défices sensoriais: sistema somatossensorial, visão, sistema vestibular alterações neurosensoriais.
Intervenção em Perturbações da perceção sensorial	Reconhecimento Alterações Percepções sensoriais como Agnosias, problemas de integração sensorial.... e problemas de integração posteriorReabilitação funcional.	Visite Recuperação de informação e o seu tratamento correto.
Intervenção em problemas cognitivos	Graças a técnicas como: Através da psico-estimulação de Funções como a atenção, a concentração, a memória, a apraxia e as funções executivas	estimular, melhorar e manter o bom funcionamento das funções cognitivas que tenham sido afectadas por uma série de causas.
Intervenção em perturbações neuropsiquiátricas	De um ponto de vista profissional, centramos a nossa intervenção nos aspectos que dificultam o desempenho profissional e o grau de autonomia de uma pessoa. Através de exercícios de relaxamento, actividades de grupo, técnicas de reestruturação cognitiva, exposição ao vivo, modelação e dessensibilização,	Diminuição da ansiedade e da agitação, elevação do humor, diminuição da agressividade, impulsividade, apatia, labilidade emocional, egocentrismo, desinibição e falta de consciência do défice.

Actividades da vida diária (ADL)	AVD-Instrumental (medicamentos, meios de comunicação, gestão financeira, gestão orçamental, organização das compras, práticas religiosas, etc.). Programa de emprego para as novas tecnologias.	Autonomia do utilizador e qualidade de vida
Int ervenção em Perturbações do Comunicação	Tendo em conta A comunicação como aspeto da autonomia e do desempenho profissional, trabalhamos as perturbações da comunicação, tais como Aphasie.aussin encoraja a utilização de sistemas alternativos ou complementares de comunicação ou a utilização de produtos de apoio à comunicação. Análise de endereços.	Melhorar ou manter o método ou o modo de comunicação da empresa Utilizador. Terapia de reforço utilizado pelos terapeutas da fala. para substituir ou amplificar a fala de pessoas com dificuldades de fala . comunicação verbal e/ou auditiva.
Intervenção para a		

autónomo e independente

Compensação e atenuação dos déficesCompensação dos défices , Restrições e limitações na participação profissional, utilizando uma variedade de produtos de apoio para obter uma melhor compreensão das

serviços fiáveis e competentes.

O prazer de desenvolver

são importantes para eles, ou procuram outros alternativas motivadoras susceptíveis de compensar as insuficiências resultantes da não aplicação das medidas anteriores.

as actividades de lazer e a procura de equilíbrio nas suas tarefas Profissão.

<table>
<tr><td>Programa Integração profissional</td><td>Recuperação das funções necessárias ao exercício da atividade profissional, procura de possibilidades compensatórias para o exercício da atividade ou orientação para medidas a aplicar ou alternativas de reintegração no mercado de trabalho.</td><td>Reintegração de pacientes e procuram um equilíbrio nos seus domínios profissionais.</td></tr>
<tr><td></td><td>Aconselhamento ao(s) prestador(es) de cuidados primários sobre estratégias de cuidados específicos, gestão de pessoas com mobilidade reduzida, apoio durante o período de doença.</td><td>Facilitar o trabalho do cuidador principal e tê-lo em conta no tratamento do seu familiar.</td></tr>
</table>

- Funções gerais do terapeuta ocupacional :

- Avaliação/apreciação da situação pessoal de cada utilizador (análise das capacidades e limitações, aptidões e potencialidades, modelos de desempenho, motivação e desejo de desempenho).
participação em áreas profissionais, análise das necessidades e expectativas em termos de mudança).

- avaliação/apreciação do ambiente e do contexto de cada pessoa (análise das dimensões ou factores ambientais que dificultam, limitam e/ou promovem e facilitam o desempenho profissional de cada pessoa).

- conceber, planear e executar programas de desenvolvimento de aptidões e competências, de compensação de limitações e de intervenção nos vários domínios profissionais para atingir os objectivos propostos, escolhendo modelos de intervenção, sistemas de avaliação e outros instrumentos de trabalho

- adaptar, selecionar, aconselhar, produzir e/ou conceber ajudas, actividades e ambientes para conseguir a máxima funcionalidade para cada pessoa em diferentes fases da doença.

- Aconselhamento e formação, tanto da pessoa como do seu principal cuidador, sobre as formas de atuação e a utilização de diferentes estratégias que podem beneficiar o utente em diferentes fases da doença.

- Documentação do processo de tratamento e avaliação contínua do processo de intervenção e dos resultados obtidos.

- Informar, coordenar e analisar os procedimentos e intervenções com a equipa interdisciplinar em todas as questões relacionadas com o cliente.

- promover relações com outros recursos, instituições e associações.

- Promover a independência em todas as actividades da vida diária.

O ponto de partida dos terapeutas ocupacionais é sempre a experiência pessoal das pessoas com quem trabalham (pessoas com cancro e suas famílias), e as suas escolhas e prioridades determinam as acções em que estão envolvidos. Os terapeutas ocupacionais trabalham em parceria com as pessoas que vivem com cancro, ajudando-as a encontrar novas formas de melhorar a sua qualidade de vida.

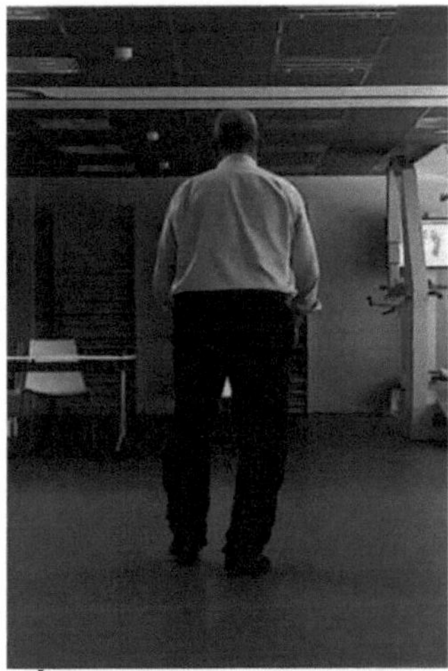

- Áreas de intervenção da terapia ocupacional e recursos actuais da terapia ocupacional em neurologia e em casos de perturbações físico-funcionais:

Os terapeutas ocupacionais promovem o bem-estar e a independência das pessoas com deficiências físicas, prestando os seguintes serviços

- no seu domicílio
- No hospital (agudo, subagudo, cuidados intensivos, cuidados intensivos pediátricos)
- Nos hospitais de dia, cuidados precoces
- Escolas
- lares de convalescença
- Associações com centros de dia ou tratamento ambulatório

O adulto que se desloca entre o domicílio, o hospital, o médico especialista, as crianças na escola, em casa ... deve ter acesso à terapia ocupacional em todos os domínios, em todas as fases da sua doença, como prevêem as leis do nosso país.

Mas a realidade em que vivemos é diferente, e muitas pessoas afectadas por este tipo de patologia têm de recorrer a recursos privados para a sua reabilitação.

Enquanto muitas pessoas recorrem a serviços privados porque os serviços públicos ou subsidiados são escassos ou incompletos, muitas outras não os podem utilizar por razões económicas.

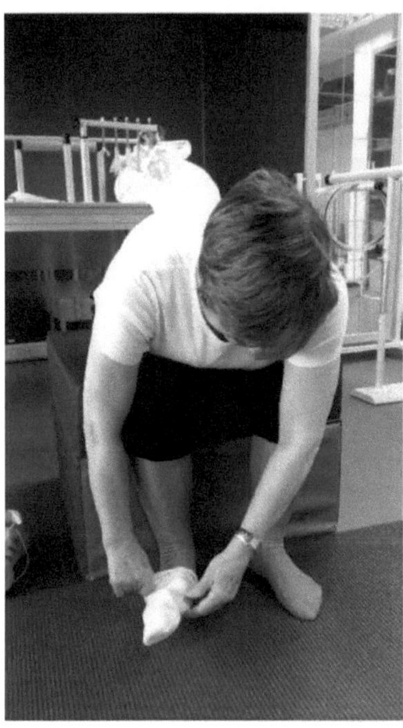

5. conclusões

Em Terapia Ocupacional, podemos intervir para reduzir o número de pessoas dependentes e, evidentemente, tratar dos aspectos essenciais da nossa profissão, nomeadamente a procura da autonomia funcional e o desenvolvimento das actividades da vida diária. Podemos também intervir no desenvolvimento da autonomia funcional, trabalhando sobre as patologias neurológicas da infância.

A patologia neurológica e/ou as disfunções físicas são doenças que podem ter consequências muito diferentes consoante a fase e o tratamento, mas desde o início da doença até ao seu fim, a pessoa sofre alterações nas suas actividades diárias e tem dificuldades em determinadas áreas profissionais.

Durante anos, a literatura sobre patologia neurológica e/ou disfunção física e terapia ocupacional tem vindo a aumentar de forma constante, demonstrando o interesse crescente dos terapeutas ocupacionais e de outros grupos profissionais na investigação neste domínio e na oferta de um tratamento eficaz, não puramente médico.

Referências

1. Martinez Vila E. Investigação sobre doenças neurológicas em Espanha. Documento de consenso sobre estratégias e prioridades. Sociedade Espanhola de Neurologia (SEN): 2010. Luzan 5, S.A. 2010. pag : 7-10 [Acedido em 20 de dezembro de 2014] Disponível em: http://www.sen.es/component/attachments/download/72

2. CID-10 2008 (8ª edição, 2009 versão 1.0 - 01/05/2010). Ministério da Saúde, Serviços Sociais e Igualdade (Espanha). Acedido em 29/06/2014. [Acedido em 20 de dezembro de 2014]. Disponível em: http://www.who.int/classifications/icd/en/#.

3. Vazquez Barquero JL (coordenador). Classificação Internacional de Funcionalidade, Incapacidade e Saúde. Versão abreviada. Organização Mundial da Saúde. Organização Pan-Americana da Saúde. Instituto de Mayores y Servicios Sociales (IMSERSO). 2001 [Acedido em 20 de dezembro de 2014] . en : http://conadis.gob.mx/doc/CIF WHO.pdf

4. Hirz D, Thurman D, Gwinn-Hardy K, Mohamed M, Chaudhuri AR, Zalutsky R. How common are "usual" neurological diseases? Neurology. 2007 ; 68:326-37.

5. De la Casa-Fages B, Vela-Desojo L. Doenças neurológicas no paciente adulto. In: Cano de la Cuerda e Collado Vazquez. Neuroreabilitação. Métodos específicos de avaliação. Madrid. Editorial Medica Panamericana S.A. 2012. 21-32.

6. Ballina Garcia FJ, Hernandez Mejia R, Martin Lascuevas P, Fernandez Santana J, Cueto Espinar A. Epidemiologia das perturbações músculo-esqueléticas e utilização dos serviços de saúde nas Astúrias, Espanha. Scand J Rheumatol 1994; 23:137-41. Medline

7. Paulino J, Pinedo A, Wong C, Crespo D. Estudo geral da frequência das doenças reumáticas numa determinada população para fins epidemiológicos. Rev Esp Reumatol 1982; 9:1-8.

8. Ibanez Bosch R, Garciarena Ezquerra LJ, Rodriguez Sanz de Galdeano M, Sandua Sada M, Turumbay Ranz FJ, Castresana Arrate. Estudo da prevalência da artrite reumatoide na população geral da área de saúde de Tudela. Rev Esp Reumatol 1998; 25:227-34.

9. Martinez Sanchez FG, Gonzalez Dominguez J, Amian M, Puntas MD, Salmoral A, Escudero A, *et al.* Estudo de prevalência da artrite reumatoide numa zona rural. Rev Esp Reumatol 2000; 27:S179.

10. Martin P, Paredes B, Fernandez C. Rheumatism in the community. Aten. Primaria. 1992; 10: 567-70.

11. Balta Dominguez L, Valls Colome, MM. Burns. [monografia na Internet]. Sociedade Espanhola de Medicina Familiar e Comunitária. Barcelona, Espanha. Atual.Med.Fam. 2011; 7(10):584-590.[Acedido em 3 de março de 2015] Disponível em : http://amf-. semfyc.com/web/article ver.php?id=910

12. Medline Plus, o sítio de saúde. Informação sobre saúde para si [website]. Bethesda : U.S. National Library of Medicine. 2005 [acedido em 7 de março de 2015]. Amputationstraumatic . Disponível em : http://www.nlm.nih.gov/medlineplus/spanish/ency/article/000006.htm

13. Fundacion 1000 sobre defectos congenitos [sítio Web]. Madrid: Fundação 1000 sobre defeitos congénitos. [Acedido em 10 de março de 2015]. Defectscongenitos .Disponibleen : http://www.fundacion1000.es/defectos-congenitos

14. O'Connor RJ, Beden R, Pilling A, Chamberlain MA. Que redução nos custos de dependência resulta do tratamento num centro de reabilitação neurológica de internamento para pessoas com AVC? Clin Med. 2011;11(1):40-3.

15. A.B. Ward, C. Gutenbrunner, H. Damjan, A. Giustini, A. Delarque. European Union of Medical Specialists (UEMS) Section of Physical Medicine and Rehabilitation: a position paper on physical medicine and rehabilitation in acute settings J Rehabil Med, 42 (2010), pp. 417-42.

16. Fernandez G, Calzada Sierra DJ. A importância do tratamento de reabilitação multifatorial na esclerose lateral amiotrófica. Rev Neurol 2001;32:423-6.

17. Garraway GM, Akhtar AJ, Prescott RJ, Hockey L. Management of acute stroke in the elderly: follow-up of a controlled trial. Brit Med J 1980; 281: 827-829.

18. Hammond FM, Lieberman J, Smout RJ, Horn SD, Dijkers MP, Backus D. Tempo de terapia perdido durante a reabilitação de pacientes internados por lesão da medula espinhal. Arch Phys Med Rehabilitation. 2013;94(4 Suppl):S106-14.

19. Muller C, Glassel A, Marotzki U, Voigt-Radloff S. [Análises potenciais para a investigação sobre o treino de actividades da vida diária orientado pela terapia ocupacional em doentes com AVC]. Z Evid Fortbild Qual Gesundhwes. 2014;108 Suppl 1:S36- 44.

20. Warner G, Packer T, Villeneuve M, Audulv A, Versnel J. Uma revisão sistemática da eficácia dos programas de autogestão de AVC para melhorar a função e os resultados de participação: programas de autogestão para sobreviventes de AVC. Disabil Rehabil. 2015:1-23.

21. Legg LA, Drummond AE, Langhorne P. Terapia ocupacional para pacientes com problemas nas actividades da vida diária após acidente vascular cerebral. Cochrane Database Syst Rev. 2006(4):CD003585.

22. Legg L, Drummond A, Leonardi-Bee J, Gladman JR, Corr S, Donkervoort M, et al. Occupational therapy for patients with problems in personal activities of daily living after stroke: systematic review of randomised trials. BMJ. 2007;335(7626):922.

23. Sone T, Nakaya N, Iokawa K, Hasegawa K, Tsukada T, Kaneda M, et al. Previsão da recuperação do membro superior na fase aguda da doença cerebrovascular: avaliação da "mão funcional" utilizando testes funcionais manuais. J Stroke Cerebrovasc Dis. 2015.

24. Van Weely SF, Dekker J, Steultjens MP, van Denderen JC, Nurmohamed MT, Dijkmans BA, et al. Avaliação objetiva do funcionamento físico após a terapia inibidora do fator de necrose tumoral em doentes com espondilite anquilosante: uma seleção de 3 testes baseados no desempenho praticável. J

Rheumatol. 2015.

25. Steultjens EM, Dekker J, Bouter LM, Jellema S, Bakker EB, van den Ende CH. Terapia ocupacional para idosos residentes na comunidade: uma revisão sistemática. Ageing. 2004;33(5):453-60.

26. Johnson SS, Mansfield E. Treino de próteses: extremidade superior. Phys Med Rehabil Clin N Am. 2014;25(1):133-51.

27. Didier JP. La plasticité de la fonction motrice. Coleção da Academia Europeia de Medicina de Readaptação. Paris: Springer Verlag; 2004, p. 476.

28. Ozelie R, Gassaway J, Buchman E, Thimmaiah D, Heisler L, Cantoni K, et al. Relação das intervenções de reabilitação de pacientes internados em terapia ocupacional e características do paciente com os resultados após lesão da medula espinhal: o projeto SCIRehab. J Spinal Cord Med. 2012;35(6):527-46.

29. Beekhuizen KS. Novas perspectivas para melhorar a função do membro superior após lesão da medula espinal. J Neurol Phys Ther. 2005;29(3):157-62.

30. Krauth C, Hessel F, Klingelhofer HE, Schwelkert B, Hansmeier T, Wasem J. Avaliação económica da saúde de programas de reabilitação no âmbito do programa de financiamento da investigação "Rehabilitation Science" na Alemanha. Rehabilitation 2005; 44: e46- e56.

31 Steultjens E, Dekker J, Bouter LM, Schaardenburg DD, Kuyk MAM, & Van den Ende E C.. Occupational therapy for rheumatoid arthritis (Terapia ocupacional para artrite reumatoide). *Biblioteca Cochrane.* 2004

32 Rapoliene J, Krisciunas A. A eficácia da terapia ocupacional na restauração do estado funcional da mão em pacientes com artrite reumatoide. Medicine (Kaunas). 2006;42(10):823-8.

33 . Lewis M, Rushanan S. O papel da fisioterapia e da terapia ocupacional no tratamento da esclerose lateral amiotrófica. NeuroRehabilitation. 2007;22(6):451-61.

34 Organização Mundial de Saúde [sítio Web]. Organização Mundial da Saúde. 2007.

por José Manoel Bertolote. Distúrbios neurológicos afetam milhões em todo o mundo: relatório da OMS. [Acedido em 14 de março de 2015] Disponível em: http://www.who.int/mediacentre/news/releases/2007/pr04/es/

35 . Direitos e deveres dos cidadãos em matéria de saúde na Comunidade Autónoma de Navarra. Lei Regional de Saúde 17/2010, de 8 de novembro. BON N. 139 de 15 de novembro de 2010. (15-11-2010)

36 Saúde de Navarra. Lei 10/1990 de 23 de novembro. BON n.º 146 de 3 de dezembro de 1990 (3-12-1990).

37 . Neumann V, Gutenbrunner C, Fialka-Moser V, et al. Trabalho de equipa interdisciplinar em medicina física e de reabilitação. J Rehabil Med 2010 ; 42 : 4-8

38 Lusiardo M. O trabalho em equipa na reabilitação. Saúde mil. 2002; 24(1): 76-90

39 . Sanchez Cabeza A. Correntes, modelos de intervenção e quadros de referência aplicados na terapia ocupacional neurológica. In: Polonio, Romero. Terapia Ocupacional aplicada à Lesão Cerebral.

Acervo. Madrid: Editorial Medica Paramericana, S.A. 2010. Página: 203217.

40 Polonio Lopez, B., Noya Arnaiz B., Durante Molina P. Conceitos fundamentais de terapia ocupacional. Madrid: Editorial Medica Panamericana. 2002.

41 . Sítio Web do Governo de Navarra [sítio Web]. Pamplona: Governo de Navarra; Departamento. 2014 [acedido em 7 de março de 2015]. Disponível em: http://www.navarra.es/home es/Temas/Asuntos+sociales/Dependencia/.

42 Serviços sociais. Lei 15/2006 de 14 de dezembro. BON n.º 152 de 20 de dezembro de 2006 (20-12-2006).

43 Promover a autonomia pessoal e cuidar das pessoas em situação de dependência. Lei 39/2006 de 14 de dezembro. BOE n.º 299, de 15 de dezembro de 2006 (15-12-2006).

44 . Sanchez Cabeza A. Correntes, modelos de intervenção e quadros de referência aplicados na terapia ocupacional neurológica. In: Polonio B, Romero D. Terapia ocupacional aplicada à lesão cerebral adquirida. Espanha: Editorial medica

panamericana;2010.

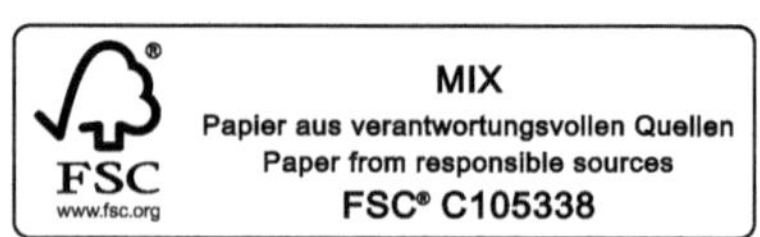

Printed by Books on Demand GmbH, Norderstedt / Germany